Homotoxikologie
für die Praxis

*Therapieschemata
chronischer Erkrankungen*

Homotoxikologie für die Praxis

*Therapieschemata
chronischer Erkrankungen*

Karl-Heinz Ricken

Aurelia-Verlag Baden-Baden

Dr. med. Karl-Heinz Ricken
Facharzt für Innere Medizin
Naturheilverfahren – Homöopathie
Lothringerstraße 1
66740 Saarlouis

Alle Rechte, auch die des Nachdrucks, der Wiedergabe in jeder Form und der Übersetzung, behalten sich Urheber und Verleger vor. Kein Teil dieses Werkes darf ohne schriftliche Einwilligung des Verlages in irgendeiner Form (Fotokopie, Mikrofilm oder ein anderes Verfahren) reproduziert oder unter Verwendung elektronischer Systeme verarbeitet, vervielfältigt oder verbreitet werden.

© Copyright 1995 by Aurelia-Verlag GmbH
Postfach 115, D-76481 Baden-Baden
Dr.-Reckeweg-Str. 2–4, D-76532 Baden-Baden
Satz und Druck: Druckerei Wesel, Baden-Baden
Printed in Germany

1. Auflage 1995
ISBN 3-922907-48-2
Art.-Nr. 7000 2276

Inhaltsverzeichnis

A. **Vorwort**   8

B. **Zwischen Schulmedizin und Homöopathie:
Antihomotoxische Therapie für „Einsteiger"**   9

C. **Therapieschemata**   14

    I. **Herz-Kreislauf-Erkrankungen**   17
       1. Herzinsuffizienz, Stadium I und II nach NYHA   17
       2. Funktionelle Herzbeschwerden   18
       3. Herzrhythmusstörungen   19
       4. Hypertonie, leichte und mittelschwere Formen   20
       5. Hypotone Kreislaufregulationsstörung   21
       6. Sportlerherz – „Bio-Doping"   22

    II. **Atemwegserkrankungen**   23
       1. Chronische Rhinitis   23
       2. Chronische Sinusitis, sinubronchiales Syndrom   24
       3. Chronische Tracheitis, Laryngotracheobronchitis   25
       4. Chronische Bronchitis   26
       5. Chronisches Asthma bronchiale   27

    III. **Erkrankungen des Verdauungstraktes**   28
       1. Chronische Gastritis   28
       2. Ulcus ventriculi, Ulcus duodeni   29
       3. Hyperlipoproteinämie   30
       4. Chronisch-persistierende Hepatitis   31
       5. Chronische Cholezystitis, Cholangitis   32
       6. Meteorismus, Blähbauch, Roemheld-Syndrom,
          Postcholezystektomie-Syndrom   33
       7. Chronische Pankreatitis   34

	8. Diabetes mellitus Typ II	35
	9. Colitis mucosa, Morbus Crohn, Colitis ulcerosa	36
	10. Obstipation	37

IV. Rheumatischer Formenkreis   38
    1. Rheumatoide Arthritis = primär-chronische
       Polyarthritis   38
    2. Weichteilrheumatismus   39
    3. Arthrose   40
    4. Kollagenosen   41
    5. Gicht, Hyperurikämie   42
    6. Osteoporose   43

V. Erkrankungen des Immunsystems   44
    1. Allergie Typ I (Heuschnupfen)   44
    2. Allergie Typ IV (Kontaktekzem)   45
    3. Infektanfälligkeit, Abwehrschwäche,
       sekundäre Defektimmunopathie   46

VI. Hautkrankheiten   47
    1. Akne   47
    2. Psoriasis   48
    3. Chronisches Ekzem   49
    4. Hyperhidrosis   50
    5. Pruritus   51
    6. Neurodermitis, Milchschorf   52

VII. Psychische Erkrankungen   53
    1. Psychovegetatives Syndrom, vegetative Dystonie,
       vegetative Dysregulation   53
    2. Globusgefühl   54
    3. Depressive Verstimmung,
       reaktive exogene Depression   55
    4. Schlafstörungen, Insomnie   56

VIII. Durchblutungsstörungen   57
    1. Arterielle Verschlußkrankheit, Stadium I und II
       nach Fontaine   57
    2. Varikosis, chronisch-venöse Insuffizienz   58

	3. Ulcus cruris	59
	4. Zerebrale Durchblutungsstörung	60
IX.	**Gynäkologische Erkrankungen**	61
	1. Dysmenorrhoe	61
	2. Klimakterium	62
X.	**Verschiedene Krankheitsbilder**	63
	1. Schwindel	63
	2. Tinnitus	64
	3. Kopfschmerzen, Migräne	65

D. Literaturverzeichnis 67

E. Danksagung 70

A. Vorwort

In der Praxis verlangen heute immer mehr Patienten eine Behandlung mit Naturheilverfahren. Die schulmedizinisch ausgebildeten Kolleginnen und Kollegen stehen der Fülle therapeutischer Methoden, die als Naturheilverfahren bzw. biologische Heilmethoden angeboten werden, oft ratlos gegenüber. Die Ratlosigkeit führt dann meist dazu, Naturheilmethoden nur mit einer gewissen Scheu und Zurückhaltung anzuwenden. Die antihomotoxische Therapie als eine besondere Form der Komplexmittelhomöopathie kann „Diagnosebezogen" eingesetzt werden und erleichtert so dem schulmedizinisch ausgebildeten Kollegen die therapeutische Indikation dieser Heilmittel. Vielen Kollegen reichen die therapeutischen Möglichkeiten, die uns die Schulmedizin bietet, nicht aus. In der vorliegenden Broschüre wird versucht, eine antihomotoxische Therapie bei chronischen Erkrankungen anzubieten, wobei die Indikationen und Grenzen dieser Therapieform zu beachten sind. Die niedergelassenen Ärzte müssen ihre Patienten über die Vor- und Nachteile sowohl der schulmedizinischen als auch der naturheilkundlichen Heilmethoden aufklären. Nutzen und Risiken der beiden grundsätzlichen Therapiemöglichkeiten müssen gegeneinander abgewogen werden.

So entstand ein Arbeitsbuch, in dem neben der eigenen auch die Erfahrung mehrerer Therapeuten in praxisbezogener Darstellung ihren Niederschlag findet.

Im Hinblick auf die zunehmenden geriatrischen Probleme in der Praxis stellen oft die Nebenwirkungen der synthetischen Präparate gerade beim älteren Patienten einen limitierenden Faktor für die Therapie dar. Hier ist die Erweiterung der therapeutischen Palette mit Biotherapeutika Antihomotoxika zu begrüßen.

Eigene Erfahrungen sowie eine konstruktive Kritik sind jederzeit willkommen.

Dr. Karl-Heinz Ricken
Facharzt für Innere Medizin
Naturheilverfahren – Homöopathie

B. Zwischen Schulmedizin und Homöopathie:

Antihomotoxische Therapie für „Einsteiger"
Wem hilft die antihomotoxische Medizin?

Bevor ich die Einsatzmöglichkeiten und Grenzen der antihomotoxischen Therapie darstelle, sollten wir die im Thema gestellten Begriffe klären: Schulmedizin – Homöopathie – antihomotoxische Medizin.

Unter Schulmedizin versteht man die offizielle, an den Universitäten und wissenschaftlichen Hochschulen in aller Welt gelehrte Medizin. Deshalb werden die Bezeichnungen „Schulmedizin" und „wissenschaftliche Medizin" synonym verwendet. Medikamente werden in der Regel eingesetzt, um gegen eine Krankheit oder deren Symptome (Krankheitszeichen) anzukämpfen, nach dem Leitsatz „Contraria contrariis curantur" (das Entgegengesetzte wird mit dem Entgegengesetzten behandelt). Deshalb bezeichnet man die Behandlungsgrundlage als Allopathie (= anderes Leiden, d. h. gegen ein Leiden gerichtet).

Demgegenüber bedeutet Homöopathie (= dem Leiden gleichgerichtet, ähnliche Krankheit) eine Therapie, die von Hahnemann ab 1790 entwickelt wurde nach dem Leitsatz „Similia similibus curentur" (Ähnliches werde durch Ähnliches geheilt) und Arzneimittel zur Behandlung eingesetzt, die ein ähnliches Krankheitsbild erzeugen können. Homöopathische Arzneimittel geben dem kranken Organismus einen gezielten Anstoß, um seine Selbstheilungskräfte zu entwickeln und damit das gestörte Gleichgewicht des Organismus als Ursache der Erkrankung wieder ins Lot zu bringen.

Die von H.-H. Reckeweg 1952 begründete Homotoxikologie als Erweiterung der Homöopathie betrachtet alle Krankheiten als zweckgerichtete Abwehrvorgänge gegen Krankheitsgifte (= Homotoxine), die im Organismus entstanden sind oder dorthin eingeschleppt wurden. Alle Krankheitssymptome sind somit Folge der Abwehrbemühungen des Organismus, die Homotoxine (= Krankheitsgifte) zu eliminieren. Gesundheit bedeutet nach der Homotoxinlehre „Freiheit von Giften und Giftschäden", Gesundung somit

Wiederherstellung des toxisch gestörten Fließgleichgewichts. Können die Homotoxine nicht ausgeschieden werden, so werden sie im Organismus gespeichert und führen zu chronischen Krankheiten. Gerade in unserer heutigen Zeit, in der die toxische Gesamtsituation durch zunehmende Belastung der Umwelt dramatisch zunimmt, ist die antihomotoxische Therapie nach H.-H. Reckeweg eine aktuelle und somit „moderne" Therapieform. Im Gegensatz zur klassischen Homöopathie, wo ein Einzelmittel zur Therapie eingesetzt wird, benutzen wir bei der Behandlung mit antihomotoxischen Heilmitteln homöopathische Komplexpräparate, d. h. mehrere Arzneimittel sind in einem Präparat vereint.

Die Unterschiede in Diagnostik und Therapie bei den genannten Behandlungsprinzipien (Allopathie – Homotoxikologie – klassisch Homöopathie) sind in Tabelle 1 aufgeführt.

Allopathie	Homotoxikologie	Klassische Homöopathie
Diagnose aufgrund klinischer Befunde	Diagnose aufgrund klinischer Befunde	Diagnose aufgrund klinischer (mental/somatisch/konstitutionell) Symptome
↓	↓	↓
Therapie zur Heilung der Krankheit oder der Symptome	Therapie zur Schaffung eines generellen Wohlbefindens bei Patienten („ganzheitlich")	Therapie zur Schaffung eines generellen Wohlbefindens bei Patienten („ganzheitlich")
↓	↓	↓
Chemische Präparate	Homöopathische Kombinationspräparate	Homöopathische Einzelmittel

Tab. 1: Diagnose und Therapie verschiedener Behandlungsstrategien

Homöopathie/Homotoxikologie und Schulmedizin

Homöopathische Heilverfahren und Schulmedizin dürfen sich nicht gegenseitig ausschließen. Die Homöopathie stellt eine wirkungsvolle und notwendige Ergänzung zur klinischen Schulmedizin dar. Dies gilt auch für die Komplexmittel-(= Kombinationsmittel-)Homöopathie und ihre Weiterentwicklung, die Homotoxikologie nach H.-H. Reckeweg, die „Diagnose-bezogen" eingesetzt wird. Bei den antihomotoxischen Kombinationspräparaten ergänzen bzw. verstärken sich die einzelnen Inhaltsstoffe in ihrer Wirkung gegenseitig und entfalten so ein breites Wirkungsspektrum. Der menschliche Organismus erhält eine im Arzneimittel enthaltene Information, die die Selbstheilungskräfte anregt und so im Sinne einer Regulationstherapie wirksam wird. Deshalb findet diese Therapieform dort ihre Grenzen, wo die Eigenregulationskapazität erschöpft ist.

Regulationsblockaden

Chronische Belastungen können zu Regulationsblockaden des Organismus führen, die beseitigt werden müssen (Tab. 2).

Die Beseitigung therapiebehindernder Therapieblockaden ist

1. Herdsanierung (z. B. Zahnherde, Nasennebenhöhlenentzündung)
2. Störfelderbeseitigung (z. B. Strahlen)
3. Darmsanierung (z. B. Fehlbesiedlung durch Bakterien oder Pilze)
4. Giftstoffausleitung (z. B. Schwermetalle: Hg, Cd, Pb)
5. Unterdrückende Arzneimittelnebenwirkungen ausleiten (z. B. Cortison, Zytostatika, Antibiotika)
6. Dauerstreß vermeiden (z. B. psychischer „Distress")

Tab. 2: Aufhebung von Regulationsblockaden

das 1. Ziel unserer ärztlichen Bemühungen. Durch homöopathische/ antihomotoxische Heilmittel kann die normale Eigenregulationsfähigkeit des Organismus wiederhergestellt werden.

Indikationen der homöopathisch/antihomotoxischen Heilverfahren

Aus den dargelegten Gründen können folgende Krankheitsbilder behandelt werden (Tab. 3).

Mittel der Wahl bei:
- Infektanfälligkeit
- funktionellen Beschwerden
  (z. B. Herz, Bauch, Bewegungsapparat)
- toxisch bedingten Erkrankungen
  (z. B. Leber, Bindegewebe, Haut)

Alternativ zu Synthetika bei:
- klimakterischen Beschwerden
- psychovegetativem Syndrom
- Hirnleistungsstörungen

Adjuvant zu einer Basistherapie bei:
- chron. Lebererkrankungen
- chron. Gefäß- und Stoffwechselerkrankungen
- chron. Atemwegserkrankungen
- chron.-rezidiv. Harnwegserkrankungen

Tab. 3: Bewährte Indikationen der antihomotoxischen Therapie

Grenzen der homöopathischen Heilverfahren

Ist die Eigenregulation vollkommen erloschen, so ist eine Regulationstherapie mit Homöopathika/Antihomotoxika nicht indiziert (Tab. 4).

- Schock verschiedener Ursache
- Koma unterschiedlicher Genese
- Diabetes mellitus Typ I (insulinpflichtig)
- dekompensierte Herzinsuffizienz
- manifeste Hypertonie
- Asthma bronchiale (Status asthmaticus)
- Herzrhythmusstörungen (maligne: z. B. VES ab Klasse IV nach Lown)

Tab. 4: Überzogener Einsatz (Kontraindikation) der antihomotoxischen Therapie

Zusammenfassung

Schulmedizin und Homöopathie dürfen keine Gegensätze sein, wenn man die Indikationen und Grenzen der jeweiligen Heilverfahren berücksichtigt. Die schulmedizinische Therapie hat ihren Schwerpunkt in der Akutmedizin, d. h. in der Beherrschung lebensbedrohlicher Zustände (Stichwort: Herzinfarkt-Behandlung auf der Intensivstation) sowie auf dem chirurgischen Sektor (Operation). Die Erfahrung hat uns gelehrt, daß die homöopathisch/antihomotoxische Therapie gerade bei den chronischen Krankheiten (Stichwort: Rheumatischer Formenkreis) und Zivilisationsleiden (Stichwort: umweltbedingte Allergien) erfolgversprechend eingesetzt werden kann, denen die Schulmedizin auf lange Sicht oft recht hilflos gegenübersteht.

Statt Konfrontation sollte eine fruchtbare Kooperation angestrebt werden. Hiervon könnte nicht nur der Patient, sondern auch das Ansehen der Medizin als aufgeschlossene und fortschrittliche Wissenschaft profitieren. Die antihomotoxische Medizin stellt das Bindeglied zwischen Schulmedizin und Homöopathie dar.

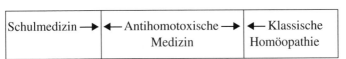

Abb. 1: Antihomotoxische Therapie als Bindeglied zwischen Schulmedizin und Homöopathie

C. Therapieschemata

1. Die Therapievorschläge gliedern sich in:
   a) orale Therapie
   b) parenterale Therapie
   c) Zusatztherapie (Supp, Nasenspray, Salben etc.)
   d) Therapie-Modifikationen (symptomenorientiert)
2. Die Therapie wird in der Regel mit der *oralen Therapie* begonnen, die *parenterale Therapie* kann *alternativ oder zusätzlich* appliziert werden.
   Manchmal ist eine *Zusatztherapie* erforderlich und *sinnvoll* (z. B. lokale Therapie mit Salben).
   Die Therapie-Modifikationen sind nach der Leitsymptomatik geordnet.
3. Der Autor bevorzugt bei der *parenteralen* Therapie die *Mischspritze*. Heel-Präparate können problemlos gemischt werden. Die Mischspritzen werden im *wöchentlichen Wechsel* appliziert (i.m., aber auch s.c. möglich). Es werden jeweils 3 bzw. 4 Präparate als Mischinjektion angeboten, man wird sich jedoch auf jeweils *1–2 Ampullen-Präparate* konzentrieren und die Behandlung beginnen. Im Verlauf der Therapie wird je nach Schweregrad der Erkrankung die Zahl der Präparate/Ampullen modifiziert bzw. erhöht.
4. Prinzipiell ist zur Kassenüblichkeit von Heel-Präparaten zu sagen, daß sie grundsätzlich von den gesetzlichen Kassen mit Ausnahme der von der Negativliste betroffenen Präparate Discus compositum Ampullen, Galium-Heel Ampullen, Syzygium compositum Tropfen, Testis compositum Ampullen als verordnungsfähig im Rahmen der kassenärztlichen Versorgung anerkannt sind, wenn die dokumentierte Diagnose mit den für das jeweilige Präparat beanspruchten Anwendungsgebieten übereinstimmt.
   Bezüglich der Kostenerstattungsfähigkeit durch die privaten

Krankenversicherungsgesellschaften ist zu berücksichtigen, daß gemäß § 1 der Allgemeinen Versicherungsbedingungen Abs. 2 die Notwendigkeit der durchgeführten Therapie dokumentiert werden muß und darüber hinaus einige dieser Versicherungsgesellschaften prinzipiell die Kosten für Suis-Organ-Präparate und Nosodenzubereitungen bzw. Kombinationspräparate, die Bestandteile dieser Art als arzneilich wirksame Bestandteile enthalten, nicht übernehmen.
5. Neben der nach Therapieschemata angegebenen antihomotoxischen Therapie sind oft *ergänzende Therapiemaßnahmen,* z. B. Darmsanierung, Ozon-Sauerstofftherapie, orthomolekulare Therapie etc. erforderlich. Diesbezüglich wird u. a. auf die Abhandlungen im Vademecum „Ordinatio Antihomotoxika et Materia Medica-Heel" verwiesen.

Unsere Absicht war es, hier *nur* die antihomotoxische Therapie ausführlich und übersichtlich darzustellen.

I. Herz-Kreislauf-Erkrankungen

1. Herzinsuffizienz, Stadium I und II nach NYHA

Oral:	Cralonin Tropfen	3×täglich 20 Tropfen
	Aurumheel N Tropfen	3×täglich 10 Tropfen
in Kombination mit		
Parenteral:	Cralonin	
	Cor compositum	1–3×wöchentlich
	Angio-Injeel	als Mischspritze
	im Wechsel mit	
	Ubichinon compositum Amp.	
	Coenzyme compositum Amp.	1–3×wöchentlich
	Lymphomyosot	als Mischspritze
Therapie-		
Modifikationen		
bei Ödem (zusätzlich)	Apis-Homaccord	3×täglich 10 Tropfen
	Lymphomyosot	3×täglich 15 Tropfen
		evtl.
		1–3×wöchentlich je
		1 Ampulle
nach Rekompensation	Strophanthus compositum	3×wöchentlich i.m.
bei Angina pectoris (KHK)	Cactus compositum	3×täglich 10 Tropfen (evtl. auch als Amp.)
	Pectus-Heel	3×täglich 10 Tropfen

2. Funktionelle Herzbeschwerden

Oral:	Cardiacum-Heel	3×täglich 1 Tablette
	Pectus-Heel	3×täglich 1 Tablette
	Alternativ:	
	Aurumheel N Tropfen	3×täglich 10 Tropfen
	Cralonin Tropfen	3×täglich 20 Tropfen
Zusätzlich:	Ypsiloheel	3×täglich 1 Tablette
	oder	
	Nervoheel	3×täglich 1 Tablette
	oder	
	Valerianaheel	3×täglich 15 Tropfen
in Kombination mit		
Parenteral:	Angio-Injeel	1×wöchentlich
	Strophanthus compositum	als Mischspritze i.m.
	Coenzyme compositum Amp.	
Therapie-		
Modifikationen		
bei Herzrasen/		
Tachykardie	Glonoin-Homaccord N Tropf.	3×täglich 10 Tropfen
bei Schwindel	Vertigoheel	3×täglich 3 Tabletten
beim Roemheld-		
Syndrom	Duodenoheel	3×täglich 1 Tablette

3. Herzrhythmusstörungen

Oral:	Cralonin Tropfen	3×täglich 20 Tropfen
	Aurumheel N Tropfen	3×täglich 10 Tropfen
in Kombination mit		
Parenteral:	Cactus compositum	
	Cor compositum	1 × wöchentlich
	Chelidonium-Homaccord	als Mischspritze i.m.
Therapie-		
Modifikationen		
Angst, Unruhe, Depressionen	Ignatia-Homaccord	3×täglich 10 Tropfen
gastrokardialer Symptomenkomplex	Hepeel	3×täglich 1 Tablette
Zustand nach Myokardinfarkt	Strophanthus compositum	1–3× wöchentlich i.m.
paroxysmale Tachykardie	Digitalis-Injeel forte (2 Amp.)	als Mischspritze
	Angio-Injeel (1 Amp.)	langsam i.v.
	Engystol N (1 Amp.)	

4. Hypertonie, leichte und mittelschwere Formen

Oral:	Melilotus-Homaccord N Tr.	3×täglich 10 Tropfen
	Barijodeel	3×täglich 1 Tablette
	Cralonin Tropfen	3×täglich 20 Tropfen
	Cactus compositum	3×täglich 10 Tropfen
in Kombination mit		
Parenteral:	Melilotus-Homaccord	
	Rauwolfia compositum	1×wöchentlich
	Cralonin	als Mischspritze i.m.
	Cactus compositum	
	im Wechsel mit	
	Coenzyme compositum Amp.	
	Ubichinon compositum Amp.	1×wöchentlich
	Hepar compositum	als Mischspritze i.m.
	Solidago compositum S	
	Carbo compositum	
Therapie-Modifikationen		
bei Schwindel	Vertigoheel	3×täglich 3 Tabletten
bei Nierenbeteiligung	Plumbum jodatum-Injeel	1×wöchentlich
	Melilotus-Homaccord	als Mischspritze i.m.
	Acidum fumaricum-Injeel	
Neuraltherapie/	Ren suis D200	1×wöchentlich als
Akupunktur	Sulfur-Injeel	Mischspritze i.m. bei
	Berberis-Homaccord	L2/L3 beidseits bzw. Blase 23

5. Hypotone Kreislaufregulationsstörung

Oral:	Aurumheel N Tropfen	3×täglich 10 Tropfen
	Aesculus compositum	3×täglich 10 Tropfen
	Alternativ:	
	Cralonin Tropfen	30 Tropfen
	a) nach dem Aufstehen	
	b) mittags	
in Kombination mit		
Parenteral:	Cor compositum	1×wöchentlich
	Tonico-Injeel	als Mischspritze i.m.
Therapie-		
Modifikationen		
bei Schwindel	Vertigoheel	3×täglich 3 Tabletten
bei Erschöpfungs-		
zuständen	Aletris-Heel	3×täglich 1 Tablette
	China-Homaccord S	3×täglich 10 Tropfen
	Veratrum-Homaccord	3×täglich 10 Tropfen
	Galium-Heel	3×täglich 10 Tropfen

6. Sportlerherz – „Bio-Doping"

Oral:	Cralonin Tropfen	3×täglich 20 Tropfen
	Cactus compositum	3×täglich 10 Tropfen
	Aurumheel N Tropfen	3×täglich 10 Tropfen
in Kombination mit		
Parenteral:	*„Herz-Cocktail I"*	
	Cactus compositum	
	Ubichinon compositum Amp.	1×wöchentlich
	Coenzyme compositum Amp.	als Mischspritze i.m.
	+	
	„Herz-Cocktail II"	
	Traumeel S	
	Engystol N	1×wöchentlich
	L(+)lacticum-Injeel	als Mischspritze i.m.
	Applikation	
	Mo Herz-Cocktail I	
	Mi Ozon-Sauerstofftherapie	je 1×pro Woche
	Fr Herz-Cocktail II	
	über 8 Wochen.	
	Anschließend Pause von 4 Monaten.	
	Danach evtl. Wiederholung der Behandlung.	

II. Atemwegserkrankungen

1. Chronische Rhinitis

Oral:	Naso-Heel S	3×täglich 10 Tropfen
	Euphorbium compositum S	3×täglich 10 Tropfen
	Lymphomyosot	3×täglich 15 Tropfen
	Psorinoheel	3×täglich 10 Tropfen
in Kombination mit		
Parenteral:	Engystol N	
	Euphorbium compositum S	1–2×wöchentlich
	Ubichinon compositum Amp.	als Mischspritze i.m.
	+	
	Echinacea comp. forte S	
	Mucosa compositum	1×wöchentlich
	Tonsilla compositum Amp.	als Mischspritze i.m.
	Coenzyme compositum Amp.	
Zusätzlich:	Euphorbium compositum-Nasentropfen S	3×2 Sprühstöße in jedes Nasenloch
Therapie-Modifikation		
bei akuten Schüben	Gripp-Heel	3×täglich 1 Tablette
	Traumeel S	3×täglich 1 Tablette
	Galium-Heel	3×täglich 10 Tropfen

2. Chronische Sinusitis, sinubronchiales Syndrom

Oral:	Traumeel S	3×täglich 10 Tropfen
	Euphorbium compositum S	3×täglich 10 Tropfen
	Naso-Heel S	3×täglich 10 Tropfen
	Lymphomyosot	3×täglich 15 Tropfen
in Kombination mit		
Parenteral:	Traumeel S	1–2×wöchentlich
	Euphorbium compositum S	als Mischspritze i.m.
	+	
	Coenzyme compositum Amp.	1×wöchentlich
	Mucosa compositum	als Mischspritze i.m.
	Echinacea comp. forte S	
	im Wechsel mit	
	Ubichinon compositum Amp	1×wöchentlich
	Engystol N	als Mischspritze i.m.
	Gripp-Heel	
Zusätzlich:	Euphorbium compositum-Nasentropfen S	3×2 Sprühstöße in jedes Nasenloch

3. Chronische Tracheitis, Laryngotracheobronchitis

Oral:	Tartephedreel	3×täglich 10 Tropfen
	Belladonna-Homaccord	3×täglich 10 Tropfen
in Kombination mit		
Parenteral:	Belladonna-Homaccord	1×wöchentlich als Mischspritze i.m.
	Echinacea compositum forte S	
	Euphorbium compositum S	
	im Wechsel mit	
	Engystol N	1×wöchentlich als Mischspritze i.m.
	Gripp-Heel	
	Mucosa compositum	
Therapie-Modifikationen		
bei Heiserkeit:	Phosphor-Homaccord	3×täglich 10 Tropfen
bei Stauungsbronchitis:	Droperteel	3×täglich 1 Tablette
bei katarrhalischen Infekten anfänglich:	Aconitum-Homaccord	3×täglich 10 Tropfen

4. Chronische Bronchitis

Oral:	Bronchalis-Heel	3×täglich 1 Tablette
	Droperteel	3×täglich 1 Tablette
	Tartephedreel	3×täglich 10 Tropfen
	Lymphomyosot	3×täglich 15 Tropfen
in Kombination mit		
Parenteral:	Echinacea comp. forte S	1–2×wöchentlich als Mischspritze i.m.
	Traumeel S	
	Coenzyme compositum Amp.	
	+	
	Ubichinon compositum Amp.	1×wöchentlich als Mischspritze i.m.
	Engystol N	
	Mucosa compositum	
Therapie-		
Modifikationen		
Infekt/grippaler Infekt	Gripp-Heel	3×täglich 1 Tablette
beginnende Erkältung	Aconitum-Homaccord	3×täglich 10 Tropfen
asthmoid./Hustenanfälle	Drosera-Homaccord	3×täglich 10 Tropfen
spastisch./Erkältung	Husteel	3×täglich 10 Tropfen
Tonsillenhypertrophie/		
Lymphatismus	Tonsilla compsitum Amp.	1×wöchentlich i.m.
chron. Emphysembron-		
chitis/Altersemphysem	Bryonia-Injeel	ana Amp.
	Carbo vegetabilis-Injeel	Alkohol 35%
	Veratrum album-Injeel	ad 50,0 ml
	Sulfur-Injeel	3×täglich 10 Tropfen

5. Chronisches Asthma bronchiale

Oral:	Tartephedreel (Tropf.)	ana ad 90,0
	Drosera-Homaccord (Tropf.)	3×täglich 10 Tropfen vor dem Essen
	Husteel (Tropf.)	
	Galium-Heel	3×täglich 10 Tropfen
	Lymphomyosot	3×täglich 15 Tropfen
in Kombination mit		
Parenteral:	Drosera-Homaccord	
	Ignatia-Homaccord	1–2×wöchentlich als Mischspritze i.m.
	Ubichinon compositum Amp.	
	+	
	Mucosa compositum	
	Coenzyme compositum Amp.	1×wöchentlich als Mischspritze i.m.
	Engystol N	
	Echinacea comp. forte S	
Therapie-Modifikationen		
Entzündlicher Schub	Traumeel S	3×täglich 10 Tropfen
Raucher	Bronchalis-Heel	3×täglich 10 Tropfen
Krampfhusten	Spascupreel	3×täglich 1 Tablette
größerer Auswurf	Lamioflur	3×täglich 10 Tropfen
Kreislaufbeteiligung	Veratrum-Homaccord	3×täglich 10 Tropfen
interkurrenter Infekt	Gripp-Heel	3×täglich 1 Tablette
	Engystol N Amp.	als Mischspritze i. m.
	Gripp-Heel	
allergische Komponente	*HUP-Spritze*	
	Histamin-Injeel	
	Urtica-Injeel	als Mischspritze i.m.
	Psorinum-Injeel	
bei akuter Exazerbation	Gripp-Heel (2 Amp.)	
	Engystol N (1 Amp.)	
	Traumeel S (1 Amp.)	als Mischspritze die Hälfte i.m., die andere Hälfte i.v.
	Drosera-Homaccord (1 Amp.)	
	Mucosa compositum (1 Amp.)	

III. Erkrankungen des Verdauungstraktes

1. Chronische Gastritis

Oral:	Gastricumeel	3×täglich 1 Tablette
	Nux vomica-Homaccord	3×täglich 10 Tropfen
	Lymphomyosot	3×täglich 15 Tropfen
in Kombination mit		
Parenteral:	Mucosa compositum	1×wöchentlich als Mischspritze i. m.
	Nux vomica-Homaccord	
	Erigotheel	
Zusätzlich:	Atropinum comp. S Supp.	bei Bedarf
	Spascupreel S Supp.	
Therapie-Modifikation		
Reizmagen	Ypsiloheel	3×täglich 1 Tablette bis 3×täglich 2 Tabletten

2. Ulcus ventriculi, Ulcus duodeni

Oral:	Duodenoheel	3×täglich 1 Tablette
	Gastricumeel	3×täglich 1 Tablette
	Hepeel	3×täglich 1 Tablette
	Galium-Heel	3×täglich 10 Tropfen
in Kombination mit		
Parenteral:	Erigotheel	1×wöchentlich als Mischspritze i.m
	Mucosa compositum	
	Traumeel S	
	+	
	Coenzyme compositum Amp.	1×wöchentlich als Mischspritze i.m
	Ubichinon compositum Amp.	
	Hepar compositum	
Zusätzlich:	Atropinum comp. S Supp.	
	Spascupreel S Supp.	bei Bedarf
	Vomitusheel S Supp.	
Therapie-Modifikationen		
Spasmen funktionelle	Spascupreel	3×täglich 1 Tablette
Beschwerden	Nux vomica-Homaccord	3×täglich 10 Tropfen
OP BI-/BII-Magen	Anacardium-Homaccord	3×täglich 10 Tropfen
Dumping-Syndrom/ Blutungsneigung	Cinnamomum-Homaccord N	3×täglich 10 Tropfen
Pankreasbeteiligung	Momordica compositum Amp.	1–3×wöchentlich i.m.

3. Hyperlipoproteinämie

Oral:	Barijodeel	3×täglich 1 Tablette
	Aesculus compositum	3×täglich 10 Tropfen
	Leptandra compositum	3×täglich 10 Tropfen
	Nux vomica-Homaccord	3×täglich 10 Tropfen
	Lymphomyosot	3×täglich 15 Tropfen
	Psorinoheel	3×täglich 10 Tropfen
in Kombination mit		
Parenteral:	Hepar compositum Solidago compositum S Ubichinon compositum Amp.	1×wöchentlich als Mischspritze i.m.
	im Wechsel mit	
	Cholesterinum-Injeel forte Adeps suillus-Inj. forte S Baryum oxalsuccinicum- Injeel forte	1×wöchentlich als Mischspritze i.m.
Therapie- Modifikationen Meteorismus/		
Roemheld-Syndrom	Ypsiloheel	3×täglich 1 Tablette
Durchfallneigung	Veratrum-Homaccord	3×täglich 10 Tropfen

4. Chronisch-persistierende Hepatitis

Oral:	Hepeel	3×täglich 1 Tablette
	Leptandra compositum	3×täglich 10 Tropfen
	Nux vomica-Homaccord	3×täglich 10 Tropfen
	Galium-Heel	3×täglich 10 Tropfen
	Lymphomyosot	3×täglich 15 Tropfen
in Kombination mit		
Parenteral:	*Initial:*	
	Colon suis-Injeel	2×wöchentlich als Mischspritze i.m. über 3 Wochen
	Vesica fellea suis-Injeel	
	Dann:	
	Hepeel	
	Injeel-Chol	1×wöchentlich als Mischspritze i.m.
	Chelidonium-Homaccord	
	Engystol N	
	im Wechsel mit	
	Hepar compositum	1×wöchentlich als Mischspritze i.m.
	Coenzyme compositum Amp.	
	Ubichinon compositum Amp.	
Therapie-Modifikationen		
Meteorismus/	Gastricumeel	3×täglich 1 Tablette
Oberbauchschmerzen	Duodenoheel	3×täglich 1 Tablette

31

5. Chronische Cholezystitis, Cholangitis

Oral:	Chelidonium-Homaccord	3×täglich 10 Tropfen
	Spascupreel	3×täglich 1 Tablette
	Lymphomyosot	3×täglich 15 Tropfen
in Kombination mit		
Parenteral:	Injeel-Chol	
	Spascupreel	1×wöchentlich
	Momordica compositum	als Mischspritze i.m.
	Nux vomica-Homaccord	
	im Wechsel mit	
	Coenzyme compositum Amp.	
	Ubichinon compositum Amp.	1×wöchentlich
	Hepar compositum	als Mischspritze i.m.
Zusätzlich:	Atropinum comp. S Supp.	
	Spascupreel S Supp.	bei Bedarf
	Vomitusheel S Supp.	
Therapie-		
Modifikationen		
akute Entzündung	Belladonna-Homaccord	3×täglich 10 Tropfen
Durchfall	Diarrheel S	3×täglich 1 Tablette
Meteorismus	Nux vomica-Homaccord	3×täglich 10 Tropfen
Erbrechen	Vomitusheel	3×täglich 10 Tropfen
Gastroenteritis	Veratrum-Homaccord	3×täglich 10 Tropfen

6. Meteorismus, Blähbauch, Roemheld-Syndrom, Postcholezystektomie-Syndrom

Oral:	Gastricumeel	3×täglich 1 Tablette
	Hepeel	3×täglich 1 Tablette
	Nux vomica-Homaccord	3×täglich 10 Tropfen
	Ypsiloheel	3×täglich 1 Tablette
in Kombination mit		
Parenteral:	Erigotheel	
	Nux vomica-Homaccord	1×wöchentlich
	Momordica compositum	als Mischspritze i.m.
	im Wechsel mit	
	Coenzyme compositum Amp.	
	Hepar compositum	1×wöchentlich
	Mucosa compositum	als Mischspritze im.
	Ubichinon compositum Amp.	
Therapie-		
Modifikationen		
Sodbrennen	Duodenoheel	3×täglich 1 Tablette
Gastroenteritis	Veratrum-Homaccord	3×täglich 10 Tropfen
Herzbeschwerden		
beim Roemheld	Cardiacum-Heel	3×täglich 1 Tablette

7. Chronische Pankreatitis

Oral:	Leptandra compositum	3×täglich 10 Tropfen
	Ceanothus-Homaccord	3×täglich 10 Tropfen
in Kombination mit		
Parenteral:	Ceanothus-Homaccord	
	Momordica compositum	1×wöchentlich
	Injeel-Chol	als Mischspritze i.m.
	Chelidonium-Homaccord	
	im Wechsel mit	
	Coenzyme compositum Amp.	
	Mucosa compositum	1×wöchentlich
	Ubichinon compositum Amp.	als Mischspritze i.m.
	Echinacea comp. forte S	
Zusätzlich:	Spascupreel S Supp.	bei Bedarf
	Vomitusheel S Supp.	
Therapie-Modifikationen		
Koliken	Chelidonium-Homaccord	3×täglich 10 Tropfen
Gastroenteritis	Veratrum-Homaccord	3×täglich 10 Tropfen
Meteorismus/Sodbrennen	Gastricumeel	3×täglich 1 Tablette

8. Diabetes mellitus Typ II

Oral:	Aesculus compositum	3×täglich 10 Tropfen
	Syzygium compositum	3×täglich 10 Tropfen
	Hepeel	3×täglich 1 Tablette
	Leptandra compositum	3×täglich 10 Tropfen
	Lymphomyosot	3×täglich 15 Tropfen

in Kombination mit

Parenteral:	Circulo-Injeel	
	Placenta compositum	1×wöchentlich als Mischspritze i.m.
	Momordica compositum	
	Injeel-Chol	
	Cerebrum compositum	

im Wechsel mit

	Ubichinon compositum Amp.	
	Mucosa compositum	1×wöchentlich als Mischspritze i.m.
	Coenzyme compositum Amp.	
	Cutis compositum	

9. Colitis mucosa, Morbus Crohn, Colitis ulcerosa

Oral:	Podophyllum compositum	3×täglich 10 Tropfen
	Diarrheel S	3×täglich 1 Tablette
	Galium-Heel	3×täglich 10 Tropfen
	Mercurius-Heel S	3×täglich 1 Tablette
	Lymphomyosot	3×täglich 15 Tropfen
in Kombination mit		
Parenteral:	Podophyllum compositum	
	Veratrum-Homaccord	1×wöchentlich
	Nux vomica-Homaccord	als Mischspritze i.m.
	Traumeel S	
	im Wechsel mit	
	Coenzyme compositum Amp.	
	Ubichinon compositum Amp.	1×wöchentlich
	Hepar compositum	als Mischspritze i.m.
	Mucosa compositum	
Therapie-Modifikationen		
Blutungsneigung	Cinnamomum-Homaccord N	3×täglich 10 Tropfen
Fistelbildung	Cruroheel S	3×täglich 1 Tablette
Depressive Verstimmung	Ignatia-Homaccord	3×täglich 10 Tropfen

10. Obstipation

Oral:	Nux vomica-Homaccord	3×täglich 10 Tropfen
	Heelax S	3×täglich 1 Drg. nach dem Essen (bis zu 3×2 bzw. 3×3 Dragees)
	Gastricumeel	3×täglich 1 Tablette
	Lymphomyosot	3×täglich 15 Tropfen
in Kombination mit		
Parenteral:	Nux vomica-Homaccord	
	Hepar compositum	1×wöchentlich
	Mucosa compositum	als Mischspritze i.m.
	im Wechsel mit	
	Erigotheel	
	Traumeel S	1×wöchentlich
	Hepeel	als Mischspritze i.m.
Zusätzlich:	Spascupreel S Supp.	2–3×täglich 1 Supp.
Therapie-Modifikationen bei atonischer Obstipation:	Proctheel	3×täglich 10 Tropfen

IV. Rheumatischer Formenkreis

1. Rheumatoide Arthritis = primär-chronische Polyarthritis

Oral:	Bryaconeel	3×täglich 10 Tropfen
	Rhododendroneel S	3×täglich 10 Tropfen
	Lymphomyosot	3×täglich 15 Tropfen
in Kombination mit		
Parenteral:	Zeel P	
	Coenzyme compositum Amp.	1×wöchentlich
	Hepar compositum	als Mischspritze i.m.
	Neuralgo-Rheum-Injeel	
	im Wechsel mit	
	Discus compositum Amp.	
	Galium-Heel	1×wöchentlich
	Ubichinon compositum Amp.	als Mischspritze i.m.
	Kalmia compositum	
Zusätzlich:	Zeel T Salbe	lokal
Therapie-Modifikationen		
bei akuten Schüben:	Colnadul	3×täglich 10 Tropfen
	+ Traumeel S	3×täglich 10 Tropfen
bei LWS-Beschwerden:	Colocynthis-Homaccord	3×täglich 10 Tropfen
bei Schulter-Arm-Syndrom:	Ferrum-Homaccord	3×täglich 10 Tropfen
bei Ödemen:	Apis-Homaccord	3×täglich 10 Tropfen

2. Weichteilrheumatismus

Oral:	Rheuma-Heel	3×täglich 1 Tablette
	Traumeel S	3×täglich 1 Tablette
	Rhododendroneel S	3×täglich 10 Tropfen
	Lymphomyosot	3×täglich 15 Tropfen
in Kombination mit		
Parenteral:	Neuralgo-Rheum-Injeel	
	Coenzyme compositum Amp.	1×wöchentlich
	Discus compositum Amp.	als Mischspritze i.m.
	Circulo-Injeel	
	im Wechsel mit	
	Placenta compositum	
	Ubichinon compositum Amp.	1×wöchentlich
	Traumeel S	als Mischspritze i.m.
	Thyreoidea compositum	
Zusätzlich:	Traumeel S Salbe-Heel	
Therapie-		
Modifikationen		
bei Neuralgien:	Bryaconeel	3×täglich 1 Tablette
bei Naßwetterver-		
schlimmerung:	Colnadul	3×täglich 10 Tropfen
	+ Dulcamara-Homaccord	3×täglich 10 Tropfen
bei LWS-Affektionen:	Colocynthis-Homaccord	3×täglich 10 Tropfen
bei HWS-Affektionen:	Cimicifuga-Homaccord	3×täglich 10 Tropfen
bei muskulärem		
Hartspann/Myogelosen:	Spascupreel	3×täglich 1 Tablette
bei (Spondyl-)Arthrosis:	Zeel	3×täglich 1 Tablette

3. Arthrose

Oral:	Zeel	3×täglich 1 Tablette
	Lymphomyosot	3×täglich 15 Tropfen
in Kombination mit		
Parenteral:	Zeel P	
	Coenzyme compositum Amp.	1×wöchentlich als Mischspritze i.m.
	Discus compositum Amp.	
	im Wechsel mit	
	Hepar compositum S	
	Neuralgo-Rheum-Injeel	1×wöchentlich als Mischspritze i.m.
	Ubichinon compositum Amp.	
Zusätzlich:	Zeel T Salbe	lokal
Therapie-Modifikationen		
bei HWS-Beschwerden:	Cimicifuga-Homaccord	3×täglich 10 Tropfen
bei aktivierter Arthrose:	Traumeel S	3×täglich 1 Tablette bzw. 3×täglich 10 Tropfen
evtl.	Traumeel S Amp.	1–3×wöchentl. i.m.
+	Rheuma-Heel	3×täglich 1 Tablette
+	Osteoheel S	3×täglich 1 Tablette
+	Kalmia compositum	3×täglich 10 Tropfen
lokal:	Traumeel S Salbe	

4. Kollagenosen

(Zu den Krankheitsbildern [Lupus erythematodes, Dermatomyositis, systemische Sklerodermie] siehe auch Ordinatio antihomotoxica et materia medica).

Oral:	Galium-Heel	3×täglich 10 Tropfen
	Aesculus compositum	3×täglich 10 Tropfen
	Hepeel	3×täglich 1 Tablette
	Lymphomyosot	3×täglich 15 Tropfen
	Psorinoheel	3×täglich 10 Tropfen
in Kombination mit		
Parenteral:	Coenzyme compositum Ampullen	
	Echinacea compositum forte S	1×wöchentlich als Mischspritze i.m.
	Hepar compositum	
	Placenta compositum	
	im Wechsel mit	
	Engystol N	
	Ubichinon compositum Amp.	1×wöchentlich
	Glyoxal compositum	als Mischspritze i.m.
	Cutis compositum	
Zusätzlich:	Traumeel S Salbe	lokal
Therapie-		
Modifikationen		
bei akuten Schüben:	Traumeel S	3×täglich 10 Tropfen
bei Hautbeteiligung:	Abropernol	3×täglich 1 Tablette
	+ Graphites-Homaccord	3×täglich 10 Tropfen
	lokal: Traumeel S Salbe	
bei funkt. Störungen im		
weibl. Zyklus	Hormeel S	3×täglich 10 Tropfen

41

5. Gicht, Hyperurikämie

Oral:	Bryaconeel	3×täglich 1 Tablette
	Lithiumeel	3×täglich 1 Tablette
	Abropernol	3×täglich 1 Tablette
	Berberis-Homaccord	3×täglich 10 Tropfen
	Lymphomyosot	3×täglich 15 Tropfen
in Kombination mit		
Parenteral:	Belladonna-Homaccord	1×wöchentlich als Mischspritze i.m.
	Engystol N	
	Arthritis urica-Nosode-Injeel	
	im Wechsel mit	
	Coenzyme compositum Amp.	1×wöchentlich als Mischspritze i.m.
	Ubichinon compositum Amp.	
	Hepar compositum	
Zusätzlich:	Arnica-Salbe-Heel S	lokal
	Traumeel S Salbe	
Therapie-		
Modifikationen		
Wetterverschlimmerung/		
Polyarthritis	Rhododendroneel S	3×täglich 10 Tropfen
bei Schmerzen	Sabina-Injeel forte	
	Lithium benzoicum-Injeel forte	1×wöchentlich als Mischspritze i.m.
	Belladonna-Injeel forte	
	Engystol N	

6. Osteoporose

Oral:	Calcoheel	3×täglich 1 Tablette
	Osteoheel S	3×täglich 1 Tablette
	Galium-Heel	3×täglich 10 Tropfen
	Lymphomyosot	3×täglich 15 Tropfen
	Psorinoheel	3×täglich 10 Tropfen

in Kombination mit

Parenteral:	Discus compositum Amp.	
	Coenzyme compositum Amp.	
	Ubichinon compositum Amp.	1×wöchentlich als Mischspritze i.m.
	bei Männern: Testis compositum Amp.	
	bei Frauen: Ovarium compositum Amp.	

Therapie-Modifikationen

bei funktionellen Zyklusstörungen:	Hormeel S	3×täglich 10 Tropfen
bei (post-) klimakterischen Beschwerden:	Klimakt-Heel	3×täglich 1 Tablette
bei (klimakt.) Neurosen:	Nervoheel	3×täglich 1 Tablette
bei wetterbedingter Verschlimmerung:	Rhododendroneel S	3×täglich 10 Tropfen
bei Myogelosen/ muskulärem Hartspann:	Spascupreel	3×täglich 1 Tablette
bei Interkostalneuralgien:	Ranunculus-Homaccord	3×täglich 10 Tropfen
bei Schmerzen entzündl. Genese:	Traumeel S	3×täglich 1 Tablette

V. Erkrankungen des Immunsystems
1. Allergie Typ I (Heuschnupfen)

Oral:	Luffa compositum Heel	3×täglich 1 Tablette
	(beginnend 4–6 Wochen vor Pollenflug)	
	Nasoheel S	3×täglich 10 Tropfen
	Galium-Heel	3×täglich 10 Tropfen
	Lymphomyosot	3×täglich 15 Tropfen
	Psorinoheel	3×täglich 10 Tropfen
in Kombination mit		
Parenteral:	Mucosa compositum	1×wöchentlich als Mischspritze i.m.
	Coenzyme compositum Amp.	
	Euphorbium-Injeel forte S	
Zusätzlich:	Luffa comp.-Heel Nasentropfen	3×2 Sprühstöße in jedes Nasenloch

2. Allergie Typ IV (Kontaktekzem)

Oral:	Schwef-Heel	3×täglich 10 Tropfen
	Galium-Heel	3×täglich 10 Tropfen
	Lymphomyosot	3×täglich 15 Tropfen
	Psorinoheel	3×täglich 10 Tropfen
in Kombination mit		
Parenteral:	Engystol N	
	Coenzyme compositum Amp.	1×wöchentlich als Mischspritze i.m.
	Cutis compositum	
	im Wechsel mit	
	Hepar compositum	
	Mucosa compositum	1×wöchentlich als Mischspritze i.m.
	Ubichinon compositum Amp.	
Zusätzlich:	Calendula-Salbe-Heel N	
	Hamamelis-Salbe-Heel	lokal
	Traumeel S Salbe *(Nicht bei akuter allergischer Dermatitis!)*	

3. Infektanfälligkeit, Abwehrschwäche, sekundäre Defektimmunopathie

Oral:	Galium-Heel	3×täglich 10 Tropfen
	Lymphomyosot	3×täglich 15 Tropfen
	Psorinoheel	3×täglich 10 Tropfen
in Kombination mit		
Parenteral:	Echinacea compositum S	
	Coenzyme compositum Amp.	1×wöchentlich
	Engystol N	als Mischspritze i.m.
	im Wechsel mit	
	Gripp-Heel	
	Tonsilla compositum Amp.	1×wöchentlich
	Pulsatilla compositum	als Mischspritze i.m.
	Ubichinon compositum Amp.	
Therapie-Modifikationen		
bei rezidivierenden Anginen:	Angin-Heel S	3×täglich 1 Tablette
bei rezidivierender Furunkulose:	Belladonna-Homaccord	3×täglich 10 Tropfen
„Grippe-Cocktail":	Echinacea compositum S	
	Coenzyme comp. Amp.	1×wöchentlich
	Engystol N	als Mischspritze i.m.

Anmerkung

Vor Beginn einer immunmodulierenden Behandlung sollte eine Entgiftungstherapie durchgeführt werden.

Hepar compositum	
Mucosa compositum	1×wöchentlich
Solidago compositum S	als Mischspritze i.m.
Ubichinon compositum Amp.	
+Lymphomyosot	3×täglich 15 Tropfen
+Galium-Heel	3×täglich 10 Tropfen

VI. Hautkrankheiten
1. Akne

Oral:	Traumeel S	3×täglich 1 Tablette oder 3×täglich 10 Tropfen
	Schwef-Heel	3×täglich 10 Tropfen
	Lymphomyosot	3×täglich 15 Tropfen
in Kombination mit		
Parenteral:	Cutis compositum	1×wöchentlich
	Traumeel S	als Mischspritze i.m.
	+	
	Coenzyme compositum Amp.	
	Ubichinon compositum Amp.	1×wöchentlich
	Hepar compositum	als Mischspritze i.m.
Zusätzlich:	Traumeel S Salbe [obligatorisch bei Akne conglobata und pustulosa]	2×täglich auf die betroffenen Hautstellen auftragen
Therapie-Modifikationen		
Akne colnglobata	Graphites-Homaccord	3×täglich 10 Tropfen
Akne bei Frauen		
a) entzündlich	Gynäcoheel	3×täglich 10 Tropfen
b) hormonell/ zyklusbedingt	Hormeel S	3×täglich 10 Tropfen
	+ Ovarium compositum Amp.	1×wöchentlich i.m.
Akne bei Männern	Testis compositum Amp.	1×wöchentlich i.m.

2. Psoriasis

Oral:	Sulfur-Heel	3×täglich 1 Tablette
	Galium-Heel	3×täglich 10 Tropfen
	Lymphomyosot	3×täglich 15 Tropfen
	Psorinoheel	3×täglich 10 Tropfen

in Kombination mit

Parenteral:	Engystol N	
	Cutis compositum	1×wöchentlich
	Hepar compositum	als Mischspritze i.m.
	Psorinoheel	

im Wechsel mit

	Coenzyme compositum Amp.	1×wöchentlich
	Hepeel	als Mischspritze i.m.
	Ubichinon compositum Amp.	

Therapie-Modifikationen

trocken	Graphites-Homaccord	3×täglich 10 Tropfen
juckend	Schwef-Heel	3×täglich 10 Tropfen
entzündlich	Traumeel S	3×täglich 10 Tropfen
Arthritis psoriatica	Kalmia compositum	3×täglich 10 Tropfen
	Traumeel S	3×täglich 10 Tropfen
oder	Zeel	3×täglich 1 Tablette
in schweren Fällen auch:	Zeel P	1–3×wöchentlich je 1 Amp. i.m.
bei Frauen	Ovarium compositum	
	+ Placenta compositum	1×wöchentlich i.m.
bei Männern	Testis compositum Amp.	1×wöchentlich i.m.

3. Chronisches Ekzem

Oral:	Schwef-Heel	3×täglich 10 Tropfen
	oder	
	Sulfur-Heel [bei Juckreiz]	3×täglich 1 Tablette
	Lymphomyosot	3×täglich 15 Tropfen
	Psorinoheel	3×täglich 10 Tropfen
in Kombination mit		
Parenteral:	Cutis compositum	
	oder Graphites-Homaccord [chron./trocken]	1×wöchentlich
	Coenzyme compositum Amp.	als Mischspritze i.m.
	Hepar compositum	
	im Wechsel mit	
	Engystol N	
	Ubichinon compositum Amp.	1×wöchentlich
	Solidago compositum S	als Mischspritze i.m.
Zusätzlich:	Calendula-Salbe-Heel N [lichenifiziertes Ekzem]	
	Hamamelis-Salbe-Heel	
	Traumeel S Salbe [nicht bei akut/allerg. Hautaffektionen]	lokal
Therapie-Modifikationen		
vesikulös/Zoster	Mezereum-Homaccord	3×täglich 10 Tropfen
intertriginös/hyperkeratotisch	Abropernol	3×täglich 1 Tablette
varikös	Aesculus-Heel	3×täglich 10 Tropfen
	+ Hamamelis-Homaccord	3×täglich 10 Tropfen
pustulös/bullös	Apis-Homaccord	3×täglich 10 Tropfen
lokal Karbunkel/Furunkel	Belladonna-Homaccord	3×täglich 10 Tropfen
trockene/chron.	Graphites-Homaccord	3×täglich 10 Tropfen
subakut/subchron.	Arnica-Heel	3×täglich 10 Tropfen
	auch Paeonia-Heel	3×täglich 1 Tablette
	+ Paeonia-Salbe-Heel	lokal
	Achtung:	
	Paeonia-Salbe-Heel ist in Deutschland außer Handel!	

4. Hyperhidrosis

Oral:	Schwef-Heel	3×täglich 10 Tropfen
	Berberis-Homaccord	3×täglich 10 Tropfen
	Hepeel	3×täglich 1 Tablette
	Lymphomyosot	3×täglich 15 Tropfen
	Psorinoheel	3×täglich 10 Tropfen

in Kombination mit

Parenteral:	Berberis-Homaccord	
	Cutis compositum	1×wöchentlich
	Coenzyme compositum Amp.	als Mischspritze i.m.
	Hepar compositum	

im Wechsel mit

	Echinacea compositum S	
	Hepeel	1×wöchentlich
	Solidago compositum S	als Mischspritze i.m.
	Ubichinon compositum Amp.	
Zusätzlich:	Traumeel S Salbe	
	Calendula-Salbe-Heel N	lokal
	Kamillen-Salbe-Heel	

Therapie-Modifikationen

bei Fußschweiß:	Abropernol	3×täglich 1 Tablette
bei Nachtschweißen:	Arsuraneel	3×täglich 1 Tablette
Schweißausbrüche bei Fieber:	Belladonna-Homaccord	3×täglich 10 Tropfen
bei Achselschweiß:	Hormeel S	3×täglich 10 Tropfen
bei klimakterischen Schweißausbrüchen:	Klimakt-Heel	3×täglich 1 Tablette
bei Hyperhidrosis + Heiserkeit:	Phosphor-Homaccord	3×täglich 10 Tropfen
bei Entzündungen versch. Genese:	Traumeel S	3×täglich 10 Tropfen

5. Pruritus

Oral:	Sulfur-Heel	3×täglich 1 Tablette
	Schwef-Heel	3×täglich 10 Tropfen
	Lymphomyosot	3×täglich 15 Tropfen
	Psorinoheel	3×täglich 10 Tropfen
in Kombination mit		
Parenteral:	Cutis compositum	
	Coenzyme compositum Amp.	1×wöchentlich
	Mezereum-Homaccord	als Mischspritze i.m.
	Hepar compositum	
	im Wechsel mit	
	Hepeel	
	Ubichinon compositum Amp.	1×wöchentlich
	Engystol N	als Mischspritze i.m.
Zusätzlich:	Traumeel S Salbe	lokal
Therapie-Modifikationen		
bei chron. trockenem Ekzem:	Graphites-Homaccord	3×täglich 10 Tropfen
bei Pruritus vulvae:	Mercurius-Heel S	3×täglich 1 Tablette
bei Intertrigo, hyperkeratot. Ekzem:	Abropernol	3×täglich 1 Tablette
bei hormonellen Zyklusstörungen:	Hormeel S	3×täglich 10 Tropfen
bei klimakterischen Beschwerden:	Klimakt-Heel	3×täglich 1 Tablette
bei Diabetes mellitus:	Syzygium compositum	3×täglich 10 Tropfen

51

6. Neurodermitis, Milchschorf

Oral:	Graphites-Homaccord	3×täglich 10 Tropfen
	Mercurius-Heel S	3×täglich 1 Tablette
	Hepeel	3×täglich 1 Tablette
	Lymphomyosot	3×täglich 15 Tropfen
	Psorinoheel	3×täglich 10 Tropfen
in Kombination mit		
Parenteral:	Graphites-Homaccord	1×wöchentlich als Mischspritze i.m.
	Cutis compositum	
	Hepar compositum	
	im Wechsel mit	
	Coenzyme compositum Amp.	1×wöchentlich als Mischspritze i.m.
	Ubichinon compositum Amp.	
	Engystol N	
Therapie-Modifikationen		
Intertrigo/Hyperhidrosis	Abropernol	3×täglich 1 Tablette
exsudativ/lymphatisch	Calcoheel	3×täglich 1 Tablette
juckend/Pyodermie	Schwef-Heel	3×täglich 10 Tropfen
Ekzem/Pruritus	Sulfur-Heel	3×täglich 1 Tablette
entzündliche Prozesse	Traumeel S	3×täglich 10 Tropfen
chron./trocken	Graphites-Homaccord	3×täglich 10 Tropfen

VII. Psychische Erkrankungen

1. Psychovegetatives Syndrom, vegetative Dystonie, vegetative Dysregulation

Oral:	Ypsiloheel	3×täglich 1 Tablette
	Nervoheel	3×täglich 1 Tablette
	Galium-Heel	3×täglich 10 Tropfen
	Lymphomyosot	3×täglich 15 Tropfen
	Psorinoheel	3×täglich 10 Tropfen
in Kombination mit		
Parenteral:	Cerebrum compositum	
	Coenzyme compositum Amp.	1×wöchentlich
	Hepeel	als Mischspritze i.m.
	im Wechsel mit	
	Ubichinon compositum Amp.	
	Placenta compositum	
	bei Männern:	1×wöchentlich
	Testis compositum Amp.	als Mischspritze i.m.
	bei Frauen:	
	Ovarium compositum Amp.	
Therapie-Modifikationen		
bei depressiver Verstimmung („Dyspnoe": Kann nicht durchatmen):	Ignatia-Homaccord	3×täglich 10 Tropfen
bei Unruhezuständen/ Neurasthenie:	Valerianaheel	3×täglich 10 Tropfen
bei Kreislaufregulationsstörungen:	Cralonin	3×täglich 10 Tropfen
bei spastischen Beschwerden:	Spascupreel S	bei Bedarf
bei Klimakterium:	Klimakt-Heel	3×täglich 1 Tablette
bei migräneartigen Kopfschmerzen:	Gelsemium-Homaccord	3×täglich 10 Tropfen
bei geistiger Leistungsschwäche:	Selenium-Homaccord	3×täglich 10 Tropfen
bei Erschöpfungsreaktion:	Aletris-Heel	3×täglich 1 Tablette
	+ China-Homaccord S	3×täglich 10 Tropfen
	evtl. zusätzlich: Tonico-Injeel Amp.	

2. Globusgefühl

Oral:	Ypsiloheel	3×täglich 1 Tablette
	Nervoheel	3×täglich 1 Tablette
	Lymphomyosot	3×täglich 15 Tropfen
in Kombination mit		
Parenteral:	Ignatia-Homaccord	1×wöchentlich als Mischspritze i.m.
	Neuro-Injeel Amp.	
	Cerebrum compositum	
Therapie-Modifikationen		
Globusgefühl bei Kropf:	Strumeel forte N	3×täglich 10 Tropfen
„Kloßgefühl im Magen":	Gastricumeel	3×täglich 1 Tablette
Seitenstrangangina mit Globusgefühl:	Phosphor-Homaccord	3×täglich 10 Tropfen
Globusgefühl bei HWS-Affektionen:	Discus compositum Amp.	

3. Depressive Verstimmung, reaktive exogene Depression

Oral:	Ypsiloheel	3×täglich 1 Tablette
	Nervoheel	3×täglich 1 Tablette
in Kombination mit		
Parenteral:	Ignatia-Homaccord	1×wöchentlich als Mischspritze i.m.
	Neuro-Injeel Amp.	
	Coenzyme compositum Amp.	
	im Wechsel mit	
	Cerebrum compositum Amp.	1×wöchentlich als Mischspritze i.m.
	Hepar compositum	
	Tonico-Injeel	
Therapie-Modifikationen		
bei Folgen von Ärger:	Colocynthis-Homaccord	3×täglich 10 Tropfen
bei Katerstimmung nach Alkoholexzeß:	Nux vomica-Homaccord	3×täglich 10 Tropfen
	+Veratrum-Homaccord	3×täglich 10 Tropfen

4. Schlafstörungen, Insomnie

Oral:	Nervoheel	3×täglich 1 Tablette
	Valerianaheel	3×täglich 10 Tropfen
	Hepeel	3×täglich 1 Tablette
	Lymphomyosot	3×täglich 15 Tropfen
	Psorinoheel	3×täglich 10 Tropfen
in Kombination mit		
Parenteral:	Neuro-Injeel Amp.	1×wöchentlich als Mischspritze i.m.
	Cerebrum compositum	
	Hepar compositum	
Therapie-Modifikationen		
bei klimakterischen		
Beschwerden:	Klimakt-Heel	3×täglich 1 Tablette
evtl. zusätzlich:	Ovarium compositum Amp.	
bei rheumatischen		
Beschwerden:	Rhododendroneel S	3×täglich 10 Tropfen
bei Neuralgien:	Colocynthis-Homaccord	3×täglich 10 Tropfen
evtl. zusätzlich:	Neuralgo-Rheum-Injeel Amp.	
bei psychovegetativem		
Syndrom:	Ypsiloheel	3×täglich 1 Tablette bis 3×täglich 2 Tabletten
nach Genußmittelabusus (Nikotin, Alkohol, Kaffee)	Nux vomica-Homaccord	3×täglich 10 Tropfen

VIII. Durchblutungsstörungen

1. Arterielle Verschlußkrankheit, Stadium I und II nach Fontaine

Oral:	Arteria-Heel	3×täglich 10 Tropfen
	Aesculus compositum	3×täglich 10 Tropfen
	Barijodeel	3×täglich 1 Tablette
	Ginseng compositum	3×täglich 10 Tropfen
	Lymphomyosot	3×täglich 15 Tropfen
in Kombination mit		
Parenteral:	Circulo-Injeel	
	Placenta compositum	1×wöchentlich als Mischspritze i.m.
	Coenzyme compositum Amp.	
	Ubichinon compositum Amp.	
	Arteria suis-Injeel	

2. Varikosis, chronisch-venöse Insuffizienz

Oral:	Hamamelis-Homaccord	3×täglich 10 Tropfen
	Aesculus-Heel	3×täglich 10 Tropfen
	Lymphomyosot	3×täglich 15 Tropfen
in Kombination mit		
Parenteral:	Hamamelis-Homaccord	1×wöchentlich als Mischspritze i.m.
	Placenta compositum	
	Coenzyme compositum Amp.	
	im Wechsel mit	
	Circulo-Injeel	1×wöchentlich als Mischspritze i.m.
	Ubichinon compositum Amp.	
	Traumeel S	
Zusätzlich:	Arnica-Heel-Salbe S	
	Hamamelis-Salbe-Heel	lokal
	Traumeel S Salbe	
Therapie-Modifikationen		
bei zusätzlicher Lymphstauung:	Aesculus compositum	3×täglich 10 Tropfen
bei Ödemen:	Apis-Homaccord	3×täglich 10 Tropfen
bei gleichzeitiger AVK:	Arteria-Heel	3×täglich 10 Tropfen
bei Ulcus cruris:	Cruroheel S	3×täglich 1 Tablette

3. Ulcus cruris

Oral:	Cruroheel S	3×täglich 1 Tablette
	Hamamelis-Homaccord	3×täglich 10 Tropfen
	Lamioflur	3×täglich 10 Tropfen
	Lymphomyosot	3×täglich 15 Tropfen

in Kombination mit

Parenteral:	Circulo-Injeel	1×wöchentlich als Mischspritze i.m.
	Placenta compositum	
	Coenzyme compositum Amp.	

im Wechsel mit

	Echinacea compositum S	
	Hepeel	1×wöchentlich als Mischspritze i.m.
	Solidago compositum S	
	Ubichinon compositum Amp.	
Zusätzlich:	Hamamelis-Salbe-Heel	
	Kamillen-Salbe-Heel	lokal
	Traumeel S Salbe	

Therapie-Modifikationen

bei zusätzlichem Lymphödem:	Aesculus compositum	3×täglich 10 Tropfen
bei variköem Ekzem:	Aesculus-Heel	3×täglich 10 Tropfen
bei gleichzeitiger AVK:	Arteria-Heel	3×täglich 10 Tropfen
bei Stauungsdermatitis:	Arnica-Heel	3×täglich 10 Tropfen
bei Diabetes mellitus:	Syzygium compositum	3×täglich 10 Tropfen
bei vesikulösem Ekzem/Zoster:	Mezereum-Homaccord	3×täglich 10 Tropfen
bei wetterbedingter Verschlimmerung:	Rhododendroneel S	3×täglich 10 Tropfen

4. Zerebrale Durchblutungsstörungen

Oral:	Barijodeel	3×täglich 1 Tablette
	Vertigoheel	3×täglich 10 Tropfen
	Aurumheel N Tropfen	3×täglich 10 Tropfen
	Cralonin Tropfen	3×täglich 20 Tropfen
	Galium-Heel	3×täglich 10 Tropfen
in Kombination mit		
Parenteral:	Aletris farinosa-Injeel	
	Tonico-Injeel	
	Neuro-Injeel Amp.	1×wöchentlich als Mischspritze i.m.
	Coenzyme compositum Amp.	
	Ubichinon compositum Amp.	
	im Wechsel mit	
	Arteria suis-Injeel	
	Embryo totalis suis-Injeel	1×wöchentlich als Mischspritze i.m.
	Funiculus umbilicalis suis-Injeel	
	Cerebrum suis-Injeel	

IX. Gynäkologische Erkrankungen

1. Dysmenorrhoe

Oral:	Gynäcoheel	3×täglich 10 Tropfen
	Hormeel S	3×täglich 10 Tropfen
	Aesculus compositum	3×täglich 10 Tropfen
	Spascupreel	3×täglich 1 Tablette
	Lymphomyosot	3×täglich 15 Tropfen
in Kombination mit		
Parenteral:	Metro-Adnex-Injeel	1×wöchentlich als Mischspritze i.m.
	Spascupreel	
	Placenta compositum	
	im Wechsel mit	
	Hormeel S	1×wöchentlich als Mischspritze i.m.
	Ignatia-Homaccord	
	Ovarium compositum	
Zusätzlich:	Atropinum compositum S Supp.	bei Bedarf 1 Supp.
	Spascupreel S Supp.	

2. Klimakterium

Oral:	Klimakt-Heel	3×täglich 1 Tablette
	Hormeel S	3×täglich 10 Tropfen
	Aesculus compositum	3×täglich 10 Tropfen
	Ypsiloheel	3×täglich 1 Tablette
	Lymphomyosot	3×täglich 15 Tropfen
in Kombination mit		
Parenteral:	Hormeel S	
	Ovarium compositum	1×wöchentlich
	Coenzyme compositum Amp.	als Mischspritze i.m.
	Galium-Heel	
	im Wechsel mit	
	Metro-Adnex-Injeel	
	China-Homaccord S	1×wöchentlich
	Placenta compositum	als Mischspritze i.m.
	Ubichinon compositum Amp.	
Therapie-Modifikationen		
bei Herzpalpitationen:	Glonoin-Homaccord N	3×täglich 10 Tropfen
bei zusätzlichen Kopfschmerzen:	Cimicifuga-Homaccord	3×täglich 10 Tropfen
bei depressiver Verstimmung:	Nervoheel	3×täglich 1 Tablette
evtl. zusätzlich:	Neuro-Injeel Amp.	
bei allgemeiner Erschöpfung:	Aletris-Heel	3×täglich 1 Tablette
	+Ginseng compositum	3×täglich 10 Tropfen
evtl. zusätzlich:	Tonico-Injeel Amp.	1×wöchentlich i.m.

X. Verschiedene Krankheitsbilder

1. Schwindel

Oral:	Vertigoheel	3×täglich 3 Tablette bzw. 3×täglich 20 Tropfen
in Kombination mit		
Parenteral:	Vertigoheel Circulo-Injeel Coenzyme compositum Amp.	1×wöchentlich als Mischspritze i.m.
	im Wechsel mit	
	Cocculus-Homaccord Ubichinon compositum Amp. Cerebrum compositum	1×wöchentlich als Mischspritze i.m.
Therapie-Modifikationen		
bei Kreislaufdysregulation:	Cralonin Tropfen	3×täglich 10 Tropfen
bei zusätzlichen Kopfschmerzen:	Spigelon	3×täglich 1 Tablette bzw. 3×täglich 15 Tropfen
bei Zerebralsklerose:	Barijodeel	3×täglich 1 Tablette
bei HWS-Syndrom:	Gelsemium-Homaccord	3×täglich 10 Tropfen
evtl. zusätzlich:	Discus compositum Amp.	3×wöchentlich i.m.

2. Tinnitus

Oral:	Graphites-Homaccord	3×täglich 10 Tropfen
	Vertigoheel	3×täglich 10 Tropfen
	Aesculus compositum	3×täglich 10 Tropfen
	Barijodeel	3×täglich 1 Tablette
in Kombination mit		
Parenteral:	Graphites-Homaccord	
	Vertigoheel	1×wöchentlich
	Galium-Heel	als Mischspritze i.m.
	im Wechsel mit	
	Cerebrum compositum	
	Placenta compositum	1×wöchentlich
	Engystol N	als Mischspritze i.m.

3. Kopfschmerzen, Migräne

Oral:	Spigelon	3×täglich 10 Tropfen
		oder
		3×täglich 1 Tablette
	Aesculus compositum	3×täglich 10 Tropfen
	Psorinoheel	3×täglich 10 Tropfen
	Lymphomyosot	3×täglich 15 Tropfen
	Psorinoheel	3×täglich 10 Tropfen
	alternativ: „Migränetropfen"	
	Rp.	
	Spigelon	ana ad 90,0
	Gelsemium-Homaccord	M.D.S.: 3×täglich 10
	Galium-Heel	Tropfen vor dem Essen
in Kombination mit		
Parenteral:	Ubichinon compositum Amp.	1–3×wöchentlich
	Coenzyme compositum Amp.	als Mischspritze i.m.

**Therapie-
Modifikationen**

Migräneanfall	Gelsemium-Homaccord	
	Spigelon	
	Ferrum phoshoricum-Inj.	als Mischspritze
	Aconitum-Homaccord	langsam i.v.
	Belladonna-Homaccord	
	Procain 0,5 ml	
digestive Migräne	Chelidonium-Homaccord	3×täglich 10 Tropfen
Migräne nach Genuß- mittel (Alkohol, Nikotin, Kaffee)	Nux vomica-Homaccord	3×täglich 10 Tropfen
Migraine cervicale (HWS-Syndrom, Neuralgie)	Cimicifuga-Homaccord	3×täglich 10 Tropfen
	+ Gelsemium-Homaccord	3×täglich 10 Tropfen
evtl. zusätzlich	Discus compositum Amp.	
„Gynäkologische Migräne"	Ovarium compositum Amp.	1–3×wöchentlich i.m.
Migräne bei Leber-/ Galleaffektionen	Injeel-Chol	1–3×wöchentlich i.m.
Kopfschmerzen bei grippalem Infekt	Bryaconeel	3×täglich 1 Tablette
„Geriatrische" Kopfschmerzen	Cerebrum compositum	1–3×wöchentlich i.m.
Kopfschmerzen bei Arteriosklerose bzw. nach apoplektischem Insult	Aesculus compositum	3×täglich 10 Tropfen
+ *evtl.*	Placenta compositum	1–3×wöchentlich i.m.
Leberkopfschmerzmittel	Hepeel	3×täglich 1 Tablette
	+ Chelidonium-Homaccord	3×täglich 10 Tropfen
evtl. zusätzlich	Hepar compositum Amp.	
Hypertonie/Plethora	Melilotus-Homaccord N	3×täglich 10 Tropfen
evtl. zusätzlich	Rauwolfia compositum Amp.	

D. Literaturverzeichnis

1. Übersichtsarbeiten:
   a) Ricken, K.-H.: Therapie mit Biotherapeutika antihomotoxica Heel – eine Einführung in die Homotoxikologie und antihomotoxische Therapie. Biolog. Med. 21 (1992), 350–360
   b) Ricken, K.-H.: Homöopathie und Homotoxikologie – Indikation und Grenzen einer Regulationstherapie. Biolog. Med. 21 (1992), 360–361
2. Therapieerfahrungen:
   - Ricken, K.-H.: Die Bedeutung der Immunstimulation im Gesamtkonzept der antihomotoxischen Therapie. Biolog. Med. 19 (1990), 232–235
   - Ricken, K.-H.: Die Therapie der Abwehrschwäche im Alter durch gezielte Immunstimulation mit Biotherapeutika Antihomotoxika. Biolog. Med. 20 (1991), 582–590
   - Ricken, K.-H.: Das chronische Müdigkeitssyndrom. Biolog. Med. 20 (1991), 607–610
   - Ricken, K.-H.: Die biologische Krebsnachsorge: Vierte Säule oder Fundament der Krebstherapie? Biolog. Med. 20 (1991), 853–855
   - Ricken, K.-H.: Thymuspräparate – eine Übersicht für die Praxis. Biolog. Med. 20 (1991), 856
   - Ricken, K.-H.: Lymphomyosot – Bindeglied zwischen Mesenchym und Lymphsystem. Biolog. Med. 21 (1992), 33–35
   - Ricken, K.-H.: Free Radical Disease – ein „modernes" Krankheitsbild? Biolog. Med. 21 (1992), 41–43
   - Ricken, K.-H.: Ist der Hochleistungssportler und der Sporttreibende durch eine gezielte Immunmodulation mit Biotherapeutika Antihomotoxika leistungsfähiger? Biolog. Med. 21 (1992), 106–113
   - Ricken, K.-H.: Hypocholesterinämie – ein immunologisches Risiko? Biolog. Med. 21 (1992), 128–130

- Ricken, K.-H.: Umwelt und Immunsystem. Biolog. Med. 21 (1992), 399–404
- Ricken, K.-H.: Umweltbedingte Allergien – eine kritische Wertung adjuvanter biologischer Behandlungsmöglichkeiten. Biolog. Med. 22 (1993), 39–41
- Ricken, K.-H.: RSI-Syndrom in der Praxis. Biolog. Med. 22 (1993), 55–56
- Ricken, K.-H.: Die Anwendung der Reckeweg'schen Phasenlehre in der psychosomatischen Medizin. Biolog. Med. 22 (1993), 100–102
- Ricken, K.-H.: Kopfschmerzen nach Alkoholgenuß. Biolog. Med. 22 (1993), 156–157
- Ricken, K.-H.: Alkoholgehalt von homöopathischen Arzneimitteln – klinisch relevant? Biolog. Med. 22 (1993), 282–284
- Ricken, K.-H.: Die antihomotoxische Therapie in Ergänzung zur lymphologischen Therapie. Biolog. Med. 22 (1993), 332
- Ricken, K.-H.: Infektanfälligkeit und Allergien im Kindes- und Jugendalter sowie deren Behandlungsmöglichkeiten mit Biotherapeutika Antihomotoxika. Biolog. Med. 23 (1994), 14–24
- Ricken, K.-H.: Das Vikariationsphänomen nach Reckeweg – der immunologische Nachweis. Biolog. Med. 23 (1994), 129–132
- Ricken, K.-H.: Therapie des Heuschnupfens mit einer homöopathischen Kombination. Eine Praxisstudie mit Luffa comp. Heel Nasentropfen plus Luffa comp. Heel Tabletten. Biolog. Med. 23 (1994), 273–276
- Ricken, K.-H.: Immunstimulanzien bei Transplantationspatienten. Biolog. Med. 24 (1995), 41–42
- Ricken, K.-H.: Die chronische Polyarthritis und andere immunologische Erkrankungen – eine Domäne der antihomotoxischen Therapie? Biolog. Med. 24 (1995), 142–149
- Ricken, K.-H.: Schwindel – Möglichkeiten einer antihomotoxischen Behandlung. Biolog. Med. 24 (1995), 260–264
- Ricken, K.-H.: Die Behandlung der Infektanfälligkeit mit Biotherapeutika Antihomotoxika. Ärztezeitschr. Naturheilverf. 31 (1990), 693–701

- Ricken, K.-H.: Die Entzündung – Schlüsselfunktion des Heilungsprozesses? 2. Aufl. Aurelia-Verlag, Baden-Baden 1995
3. Bei weiteren Fragestellungen zur Therapie bzw. Differentialtherapie (Basistherapie, symptombezogene Therapie, Begleittherapie) der einzelnen Krankheitsbilder verweist der Autor an die Ordinatio antihomotoxica et materia medica. Biologische Heilmittel Heel, Baden-Baden 1992

E. Danksagung

Mein besonderer Dank gilt Herrn John-J. Kaemmer, Geschäftsführer der Firma Heel, Baden-Baden, der mich zur Abfassung der „Therapieschemata" ermutigte.

Herzlichen Dank möchte ich sagen meinen Kollegen, denen ich in Freundschaft verbunden bin, und die mir ihre Erfahrungen und Therapieerfolge bei Seminaren und in persönlichen Gesprächen mitteilten:

Frau Dr. med. Lanninger-Bolling, Bad Soden

Dr. med. Graf Anselm von Ingelheim, Geisenheim

Dr. med. Peter Smrz, Ulm

Dr. med. Bernard Potrafki, Wipperfürth

Dr. med. Werner Frase, Baden-Baden

Dr. med. Diethelm Kleinstoll, Hürth,

Klaus Küstermann, Baden-Baden

Klemens Laschinski, Berlin,

Dr. med. Johannes Bruns, Berlin

Dr. med. Gerhard Reiß, Thüngen,

Dr. med. Wolfgang Vogelsberger, Freiburg